소통을 위한
오래오래 시니어요가
2

소통을 위한 오래오래 시니어요가 2편
발 행 | 2022년 3월 24일
저 자 | 투더웰 주식회사
펴낸이 | 한건희
펴낸곳 | 주식회사 부크크
출판사등록 | 2014.07.15.(제2014-16호)
주 소 | 서울특별시 금천구 가산디지털1로 119 SK트윈타워 A동 305호
전 화 | 1670-8316
이메일 | info@bookk.co.kr

ISBN | 979-11-372-7799-1

www.bookk.co.kr
투더웰 주식회사 2022

소통을 위한

오래오래
시니어요가
2편

투더웰 주식회사 지음

content

세상과 대화가 필요한 모든 분들께 이 책을 바칩니다.

이 책은 소셜벤처 스타트업,
투더웰 주식회사의 실시간 비대면 시니어케어 서비스
'오래오래 시니어케어'의
시니어요가 커뮤니티 보조교재로 활용하기위해 제작되었습니다.

건강에 대해 함께 이야기하며
지금 함께하는 사람들과의 시간에 행복을 느끼며
앞으로의 새로운 삶을 만들어가보는 건 어떨까요?

작고 조악한 시작이지만,
어느샌가 사회로부터 고립되어 지치고 힘든 많은 분들께
작은 미소와 웃음을 선사하는 다채로운 공간이 되길 바랍니다.

❗ 시니어요가 지도 영상 동영상 보는 방법

유튜브 '오래오래 시니어케어' 검색 혹은
QR 코드 촬영

오래오래 시니어요가만의 특별함!

point 1

가독성이 좋은 글씨체와 큰 글씨 크기로
시니어 분들을 위한 맞춤 요가북

point 2

각 주제별 건강 질문에 답해보며
나의 건강을 확인

point 3

5가지의 테마별 동작, 인지활동 등
다양한 내용으로 구성

point 4

오래오래 시니어케어 유튜브를 통해
강사님 지도 영상 확인

point 5

난이도를 확인할 수 있어
나의 상태에 따라 운동 조절

오래오래 시니어요가
이런 분들에게 추천합니다!

자녀가 독립하여
혼자 생활하고 계시는 분

자녀와 함께 살지만
혼자 있는 시간이
더 많으신 분

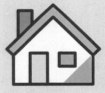

집에서 편하게 교류활동을
하고 싶으신 분

내 또래 친구들과 대화하며
친해지고 싶으신 분

시니어 요가
장소 및 도구 소개

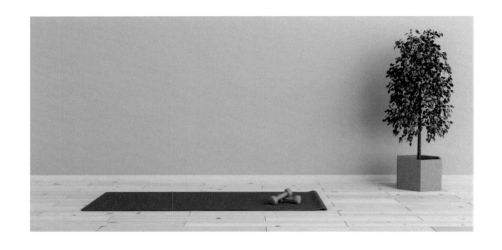

오래오래 시니어요가는 시니어분들이 편안하게
집에서 운동할 수 있는 동작으로 구성하였습니다.
거실, 넓은 방 등 동작을 방해하는 장애물이 없는
넓은 장소에서 요가를 하는 것이 바람직합니다.

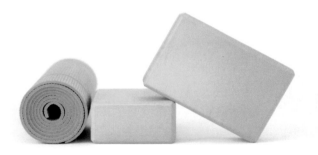

기본적으로 요가 매트와 운동복이 필요하며,
대부분의 요가 동작이 맨몸을 사용하지만
특정 동작에 따라 마사지볼 등의 도구를 사용합니다.

시니어 요가
테마 소개

시니어요가는 5가지의 테마로 구성되어 있습니다.
나의 상황에 맞추어 원하는 테마를 고른 뒤
다양한 동작들을 시도해볼 수 있습니다.
각 테마는 동작 이름 왼편에 표시되어 있습니다.

테마 1 ⬤
건강 주제별 요가 동작

테마 2 ⬤
신체 부위별 요가 동작

테마 3 ⬤
동물 자세별 요가 동작

테마 4 ⬤
소품 이용별 요가 동작

테마 5 ⬤
스트레스 이완별 요가 동작

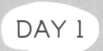

무릎 관절에 좋은 동작

난이도 ★★☆

"무릎은 하체 활동에 중요한 역할을 하는데
노화로 인하여 퇴행성관절염이 생길 수 있습니다.
현재 나의 무릎 건강은 몇 점인지 점검해보세요."

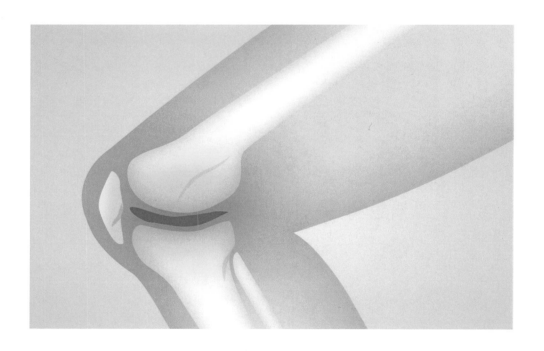

대화 주제

① 나의 무릎 건강은 1-10점 중에 몇 점인가요?

② 무릎 건강을 위해 평소에 어떤 걸 하고 있으신가요?

비라바드라 2

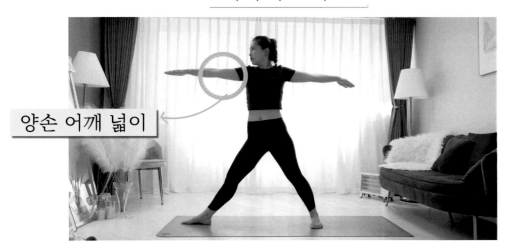

양손 어깨 넓이

우카타사나

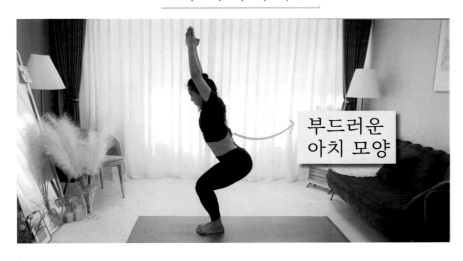

부드러운
아치 모양

한 발 잡고 옆으로 당기기

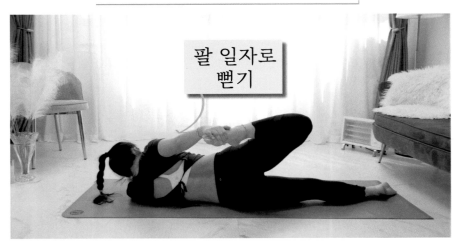

팔 일자로
뻗기

● 골반 교정 동작

난이도 ★★★

"나는 지금 건강한 골반을 가지고 있을까요?
골반 테스트를 통해
나의 골반 건강 정도를 확인해보세요."

*골반 틀어짐 테스트

1. 맨발로 처음 지점 확인

2. 눈 감고 제자리 걷기 50걸음

3. 눈 뜨고 이동 방향 확인

*발의 위치가 처음 지점과 달라지면 골반이 틀어진 상태입니다.

대화 주제

① 골반이 틀어지는 자세는 어떤 자세일까요?

② 골반 교정을 해야 하는 이유는 무엇이라고 생각하시나요?

한 무릎 굽혀 손 뻗기

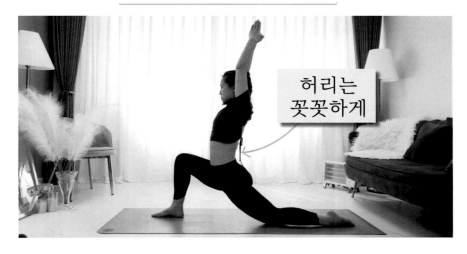

허리는
꼿꼿하게

비둘기 자세

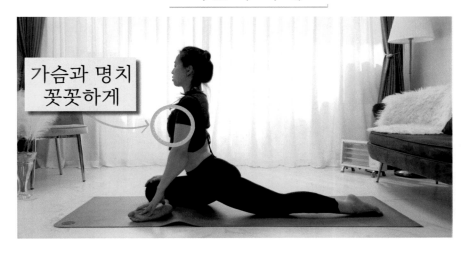

가슴과 명치
꼿꼿하게

손목 잡고 상체 숙이기

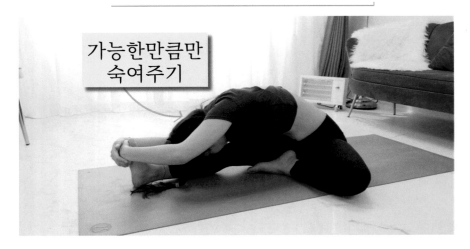

가능한만큼만
숙여주기

나비 자세 : 받다코나아사나

난이도 ★ ★ ★

"묵직하게 나를 눌렀던 아픔을
나비 자세를 통해
시원하게 떠나보내는 건 어떨까요? "

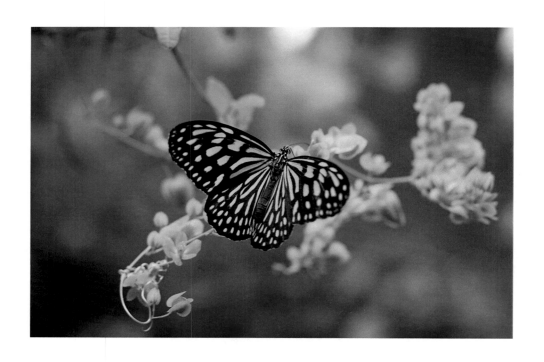

대화 주제

① 나비처럼 훨훨 날 수 있다면, 무엇을 하고 싶으신가요?

② 나비 자세는 어디에 효과가 좋은 운동일까요?

요가 동작

나비 자세 1단계

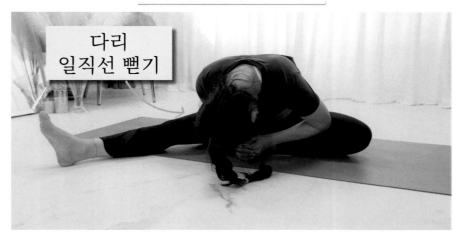

다리
일직선 뻗기

나비 자세 2단계

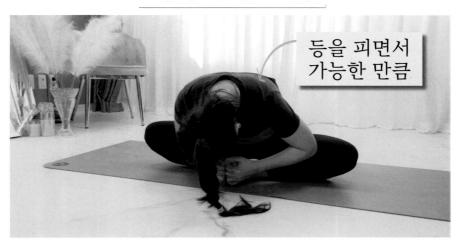

등을 피면서
가능한 만큼

나비 자세 3단계

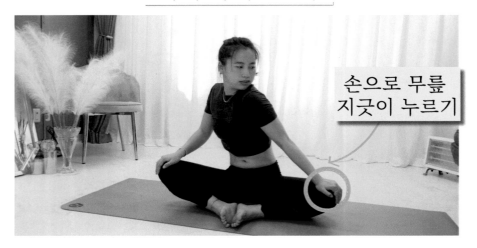

손으로 무릎
지긋이 누르기

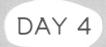

의자를 활용한 동작 1

난이도 ⭐⭐⭐

> "의자에 앉아 있을 때 한 번씩 따라 하면
> 신체의 긴장을 풀어주는 데에 도움이 될 거예요."

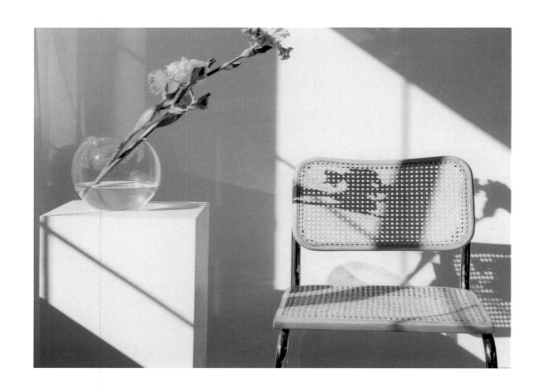

대화 주제

1 평소에 앉아 있는 시간이 얼마나 되나요?

2 앉아서 주로 어떤 걸 하시나요?

앞으로 숙이기

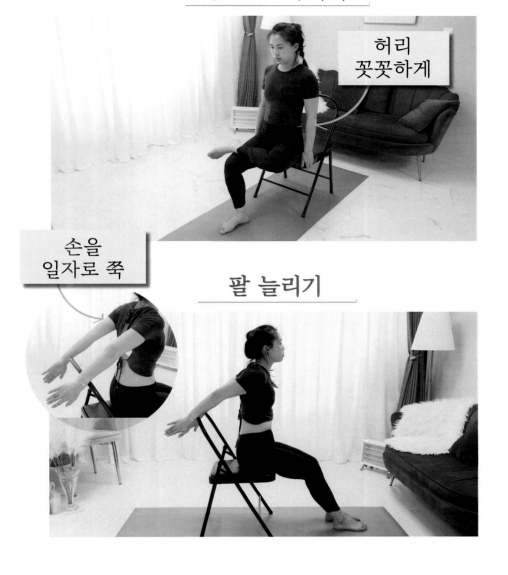

허리
꼿꼿하게

손을
일자로 쭉

팔 늘리기

의자 잡고 허리 늘리기

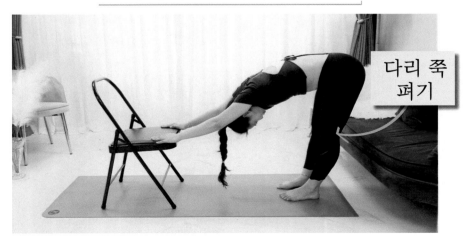

다리 쭉
펴기

● 기분 전환에 좋은 동작

난이도 ★ ★ ★

"기분이 안 좋을 때 억지로 기분을 좋게 하는 것보다,
몸을 풀어주는 것만으로도
기분이 상쾌해질 때가 있습니다."

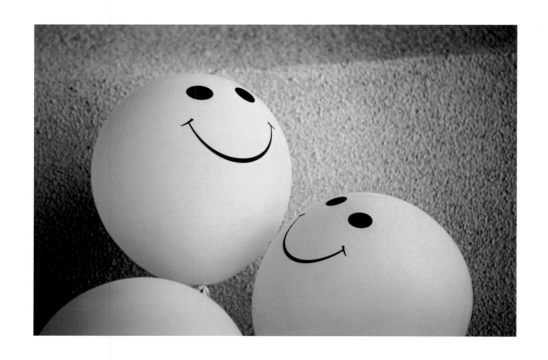

대화 주제

① 평소에 어떨 때 기분이 안 좋아지나요?

② 기분을 좋아지게 하는 나만의 방법은 무엇인가요?

앉은 산 자세

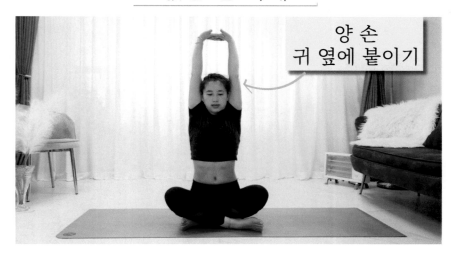

양 손
귀 옆에 붙이기

양다리 열어 앞으로 숙이기

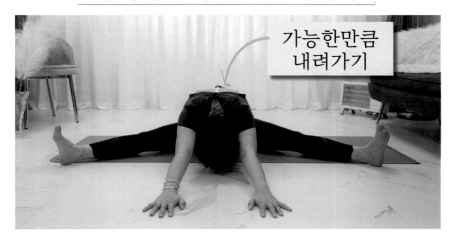

가능한만큼
내려가기

한쪽 무릎 굽혀 손 뻗기

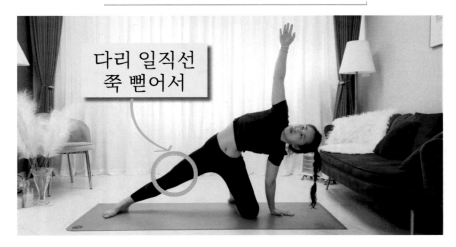

다리 일직선
쭉 뻗어서

잠시 쉬어가는 시간

인지 능력 향상에 좋은 치매 예방 활동을 해보아요!

1. 자음으로 상상하기

자음에 해당하는 동물이 무엇인지 선으로 이어보아요!

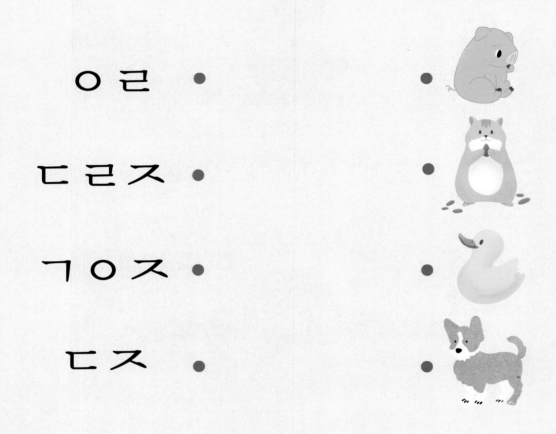

ㅇㄹ •

ㄷㄹㅈ •

ㄱㅇㅈ •

ㄷㅈ •

자음에 해당하는 운동이 무엇인지 써보세요!

ㅂㄱ   ㄴㄱ

ㄷㄹㄱ

ㅇㄱ

2. 숫자 계산해보기
더하기, 빼기, 곱하기, 나누기 등 계산을 해보아요!

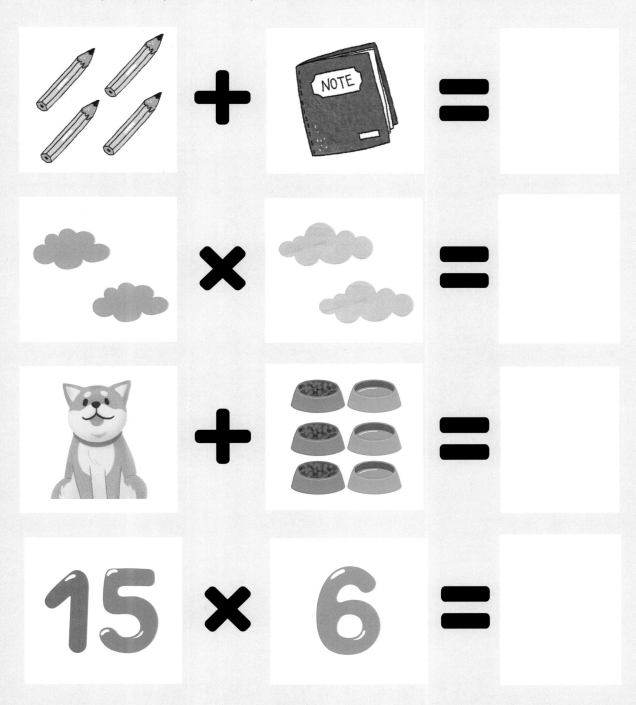

두통에 좋은 동작

난이도 ⭐⭐⭐

"평소에 두통이 자주 있지만 검사해도 이상이 없다면
나의 일상생활 습관을 점검해보고
머리에 좋은 요가 동작을 꾸준히 해보세요."

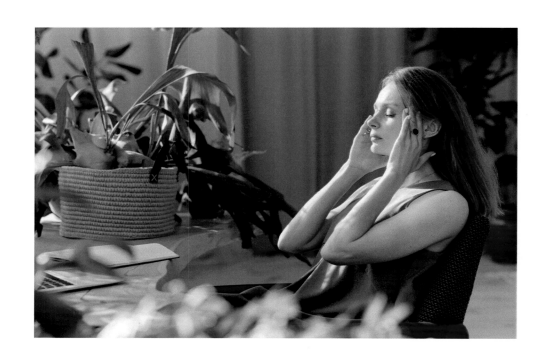

대화 주제

① 두통에 한 달에 얼마큼 발생하나요?

② 두통이 있을 때, 나만의 해결 방법은 무엇인가요?

요가 동작

프라사리타파도타나사나

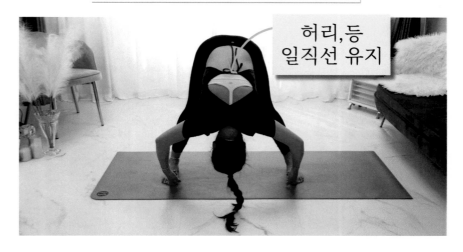

허리,등
일직선 유지

아기 자세

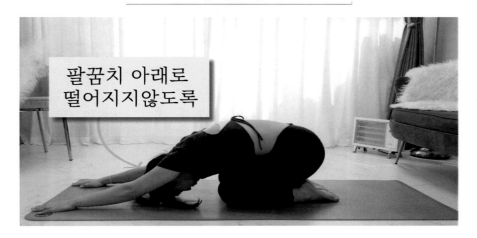

팔꿈치 아래로
떨어지지않도록

하프파스치모타나아사나

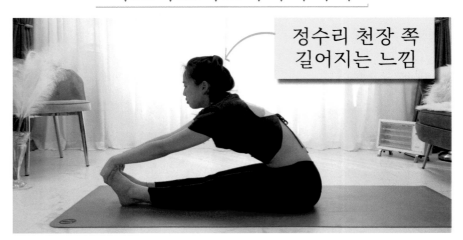

정수리 천장 쪽
길어지는 느낌

발목 이완 동작

난이도 ★★★

"발목을 자주 삐끗하시나요?
평소에 걸음이 불안정하신 분이라면
발목을 부드럽게 해주는 스트레칭을 자주 해주세요."

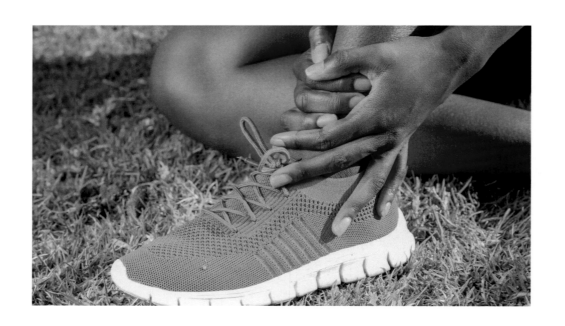

대화 주제

1 나의 발목 건강은 1-10점 중에 몇 점인가요?

2 발목에 안 좋은 습관은 무엇이라고 생각하시나요?

무릎 들어올리기

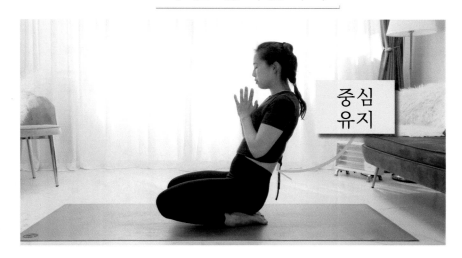

중심
유지

양 손 깍지끼고 뒷꿈치 들기

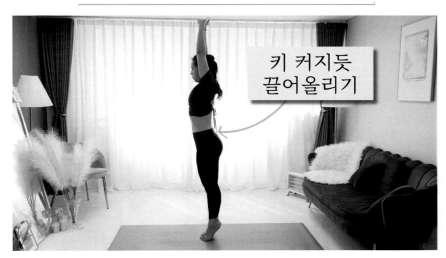

키 커지듯
끌어올리기

발 안쪽으로 당겨주기

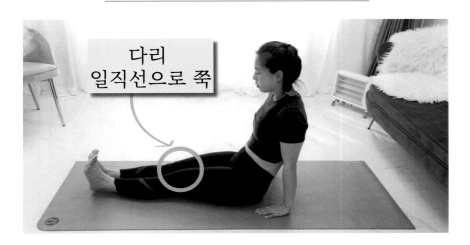

다리
일직선으로 쭉

소머리 자세 : 고무카아사나

난이도 ⭐⭐⭐

"소의 얼굴과 닮아 있는 이 동작은
유연성이 필요한 자세로 나의 몸 상태에 맞추어
할 수 있는 만큼만 시도해보세요."

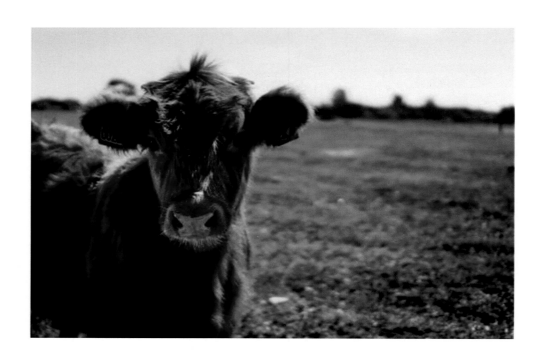

대화 주제

① 강인한 소처럼 내가 강하다고 느꼈던 순간은 언제인가요?

② 소머리 자세는 어디에 효과가 좋은 운동일까요?

소머리 자세 1단계

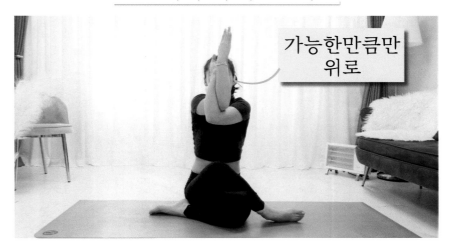

가능한만큼만
위로

소머리 자세 2단계

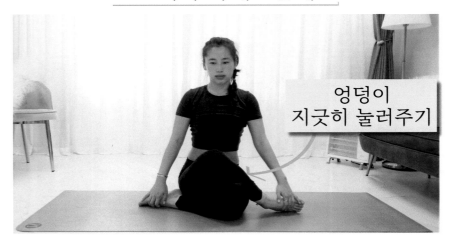

엉덩이
지긋히 눌러주기

소머리 자세 3단계

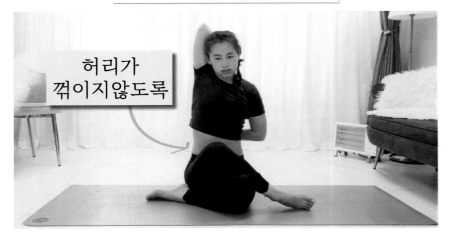

허리가
꺾이지않도록

27

벽을 활용한 동작 1

난이도 ★★★

"TV를 보고, 음악을 들으며 평소에 집에서
쉽게 할 수 있는 스트레칭 동작이에요.
평소에 몸의 건강을 자주 챙기는 것이 중요합니다."

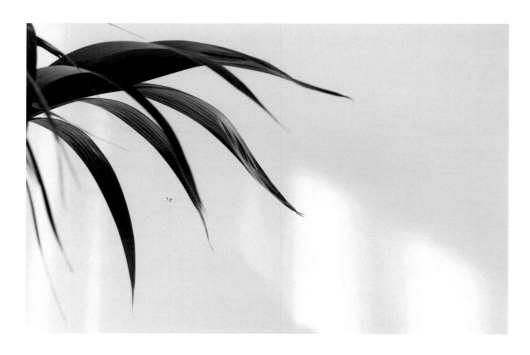

대화 주제

① 평소 일상생활에서 어떤 운동을 하시나요?

② 집에서 스트레칭을 할 수 있다면 어디 부위를 주로 하고 싶
으신가요?

옆구리 스트레칭

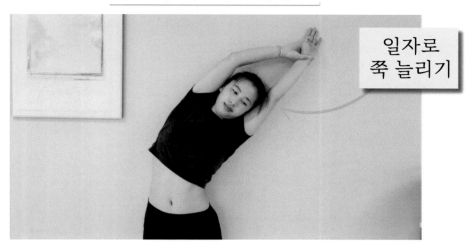

팔 늘리기

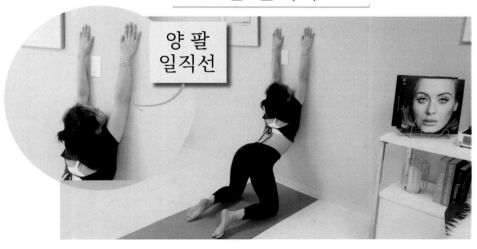

나비 자세

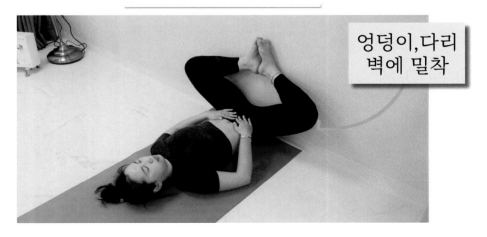

● 스트레스 완화를 위한 동작

난이도 ★ ★ ★

"스트레스 상황을 피할 수 없다면,
스트레스 환경 속에도 안정감을 느끼도록
마음을 편안하게 해주는 요가 동작을 시도해보세요."

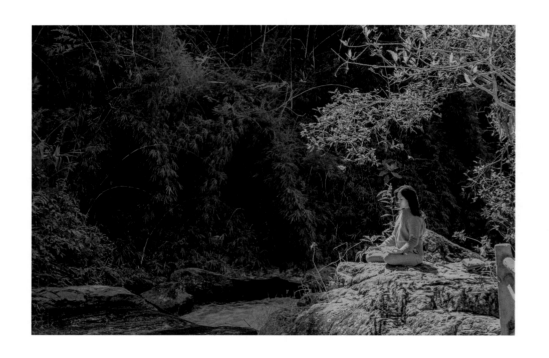

대화 주제

① 평소에 어떨 때 스트레스를 받으시나요?

② 나만의 스트레스 해소법은 무엇인가요?

요가 동작

한 다리 들어 깍지끼기

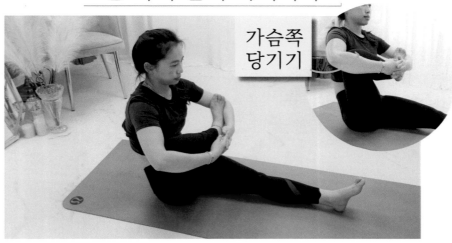

가슴쪽
당기기

팔꿈치 옆으로 숙이기

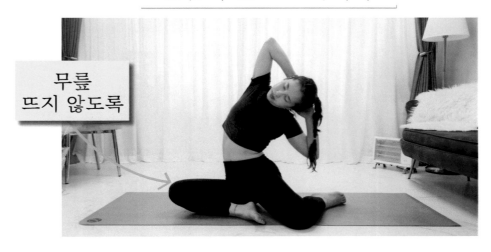

무릎
뜨지 않도록

해피 베이비 자세

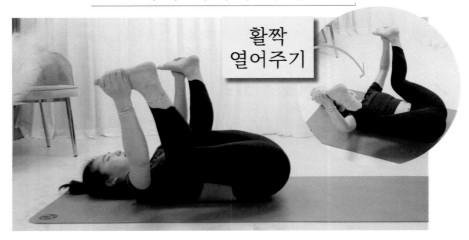

활짝
열어주기

잠시 쉬어가는 시간

인지 능력 향상에 좋은 치매 예방 활동을 해보아요!

1. 따라써보기

행복한 마음을 담아 예쁜 글씨로 따라써보아요!

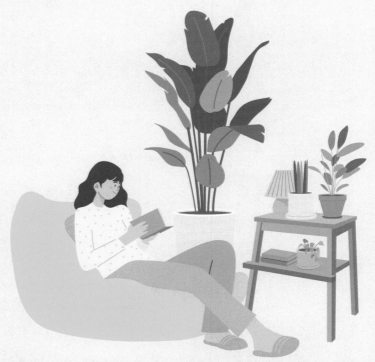

마	음	을		비	우	면
마	음	을		비	우	면

편	안	해	져	요	.
편	안	해	져	요	.

2. 시 만들어보기
시인이 되어 나만의 시를 만들어보아요!

주제 : 바람

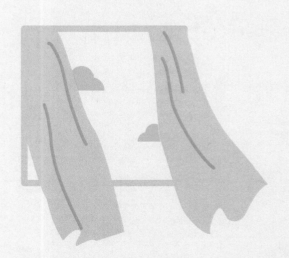

코어(복근)근육에 좋은 동작

난이도 ★★★☆

"복근을 강화하면 살의 탄력을 높이고
노화로 인해 등이 굽는 것을 예방합니다.
복근 운동을통해 건강한 몸의 균형을 만들어보세요."

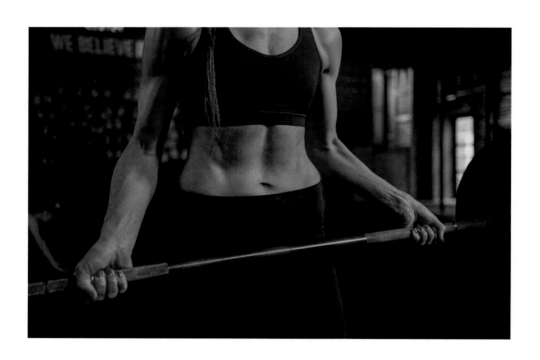

대화 주제

① 뱃살 관리를 위해 평소에 어떤 것들을 하시나요?

② 복근 건강이 중요한 이유는 무엇일까요?

요가 동작

보트 자세

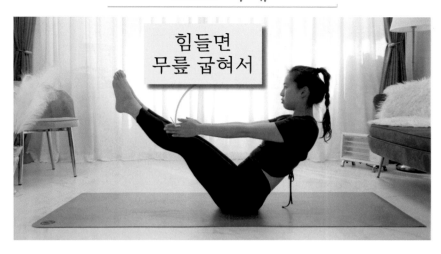

힘들면
무릎 굽혀서

상체들고 무릎 당기기

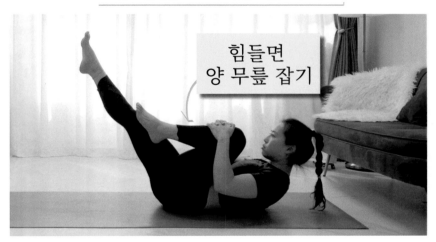

힘들면
양 무릎 잡기

플랭크 자세

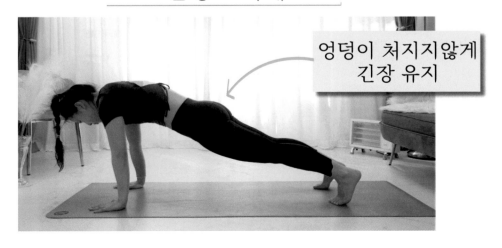

엉덩이 처지지않게
긴장 유지

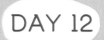

옆구리(측면) 이완 동작

난이도 ★ ★ ★

"옆구리를 쭉-늘려보세요.
뻐근했던 옆구리가 언제 그랬냐는 듯
편안하게 풀릴 거예요."

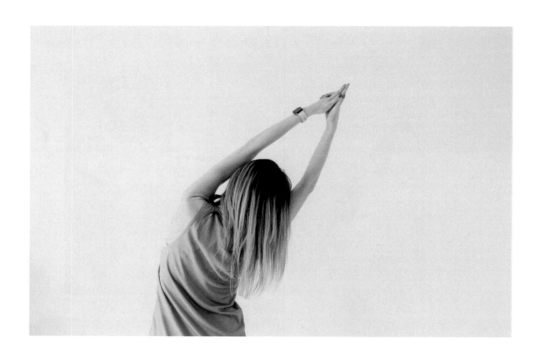

대화 주제

1 옆구리 스트레칭을 평소에 얼마나 하시나요?

2 옆구리 이완에 대해 내가 알고 있는 방법을 무엇인가요?

손목잡아 뻗기

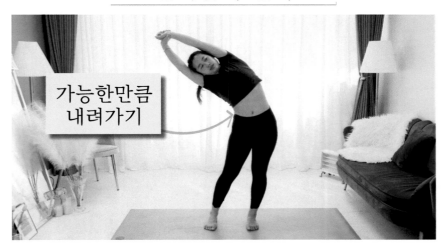

가능한만큼
내려가기

트리코나아사나

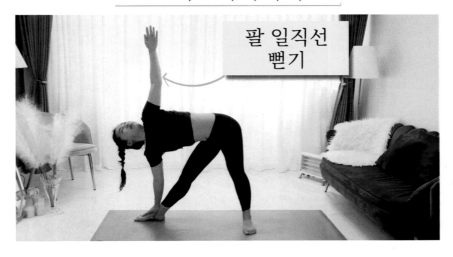

팔 일직선
뻗기

옆구리 늘리기

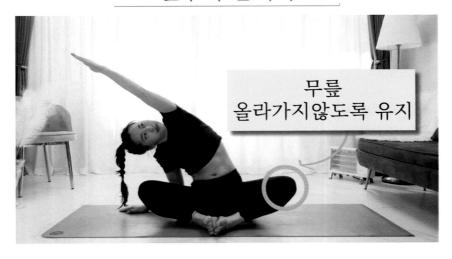

무릎
올라가지않도록 유지

● 개구리 자세 : 만두카아사나

난이도 ★★☆

"개구리가 앉아 있는 자세와 똑같이 닮아 있죠?
오늘 하루 자연 속의 개구리가 되었다고 생각해보며
재미있는 동작을 따라 해보세요."

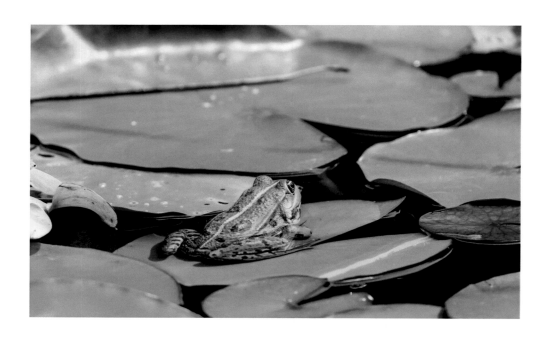

대화 주제

① 어렸을 적 냇가에서 주로 보았던 동물(곤충)은 무엇인가요?

② 개구리 자세는 어디에 효과가 좋은 운동일까요?

개구리 자세 1단계

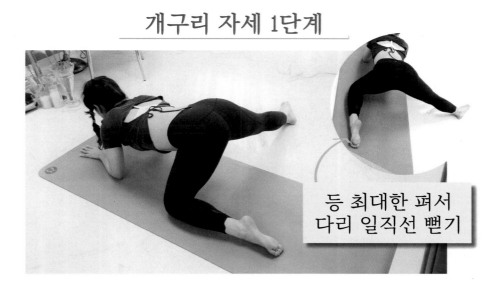

등 최대한 펴서
다리 일직선 뻗기

개구리 자세 2단계

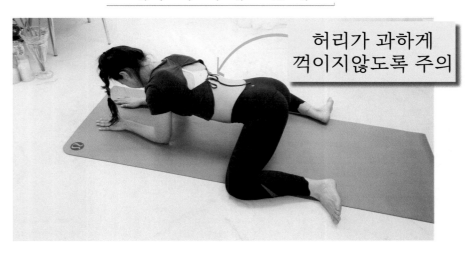

허리가 과하게
꺽이지않도록 주의

개구리 자세 3단계

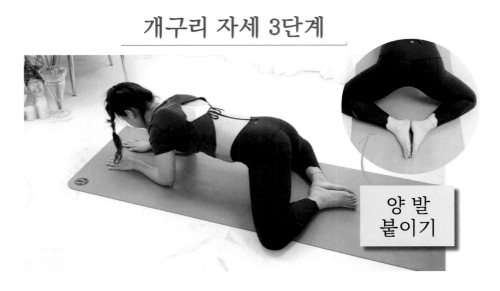

양 발
붙이기

의자를 활용한 동작 2

난이도 ★★☆

"의자를 활용하여 다양한 스트레칭을 할 수 있어요.
생각날 때마다 의자를 가져와 몸을 쭉-늘려주세요."

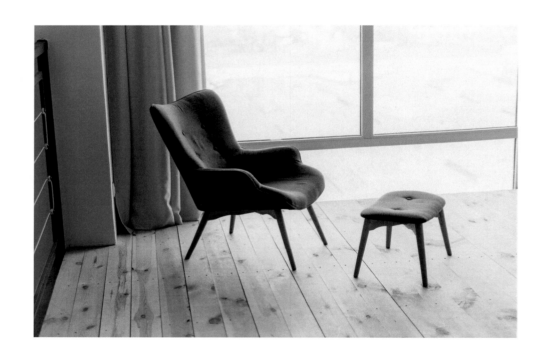

대화 주제

1 의자에서 어떤 자세로 주로 앉아 있나요?

2 바른 자세를 위한 나만의 방법은 무엇인가요?

상체 뒤로 젖히기

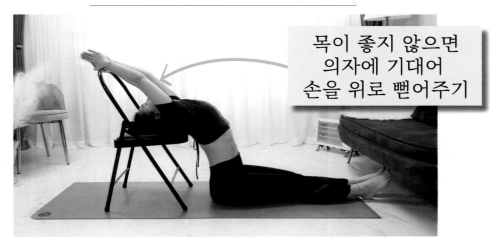

목이 좋지 않으면
의자에 기대어
손을 위로 뻗어주기

손 모양 산 만들어 숙이기

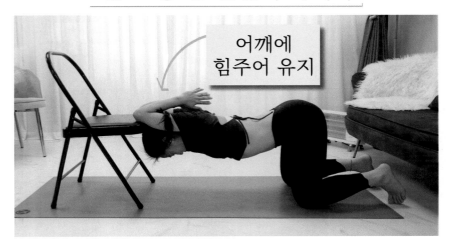

어깨에
힘주어 유지

두 다리 올려 팔 뻗기

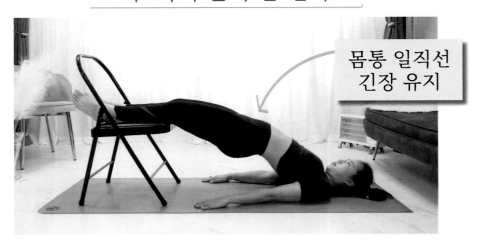

몸통 일직선
긴장 유지

● 정신을 맑게 해주는 요가

난이도 ★ ★ ★

"복잡했던 나의 머리를 비우기 위해
천천히 호흡하고 동작을 따라 해보세요.
어느 순간 머리가 편안해지고 맑아져 있을 거예요."

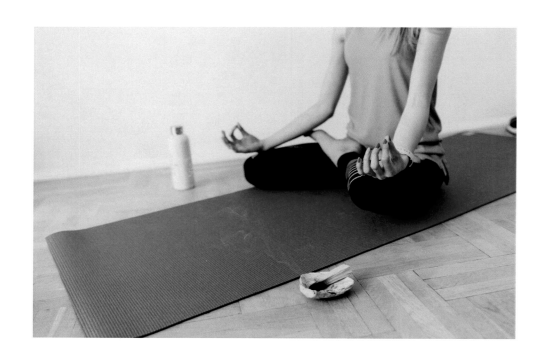

대화 주제

① 최근에 머리가 복잡했던 일은 무엇인가요?

② 머리가 복잡할 때 어떻게 대처하나요?

하늘 높이 양손 뻗기

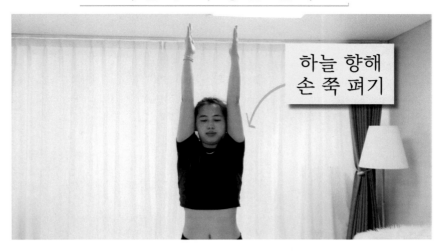

하늘 향해
손 쭉 펴기

앞 목 늘리기

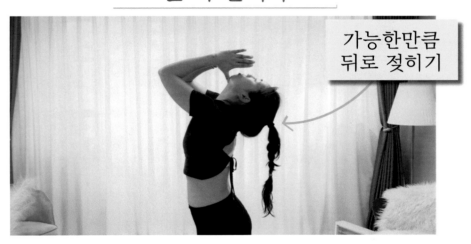

가능한만큼
뒤로 젖히기

등 뒤 손깍지끼고 이마 바닥 누르기

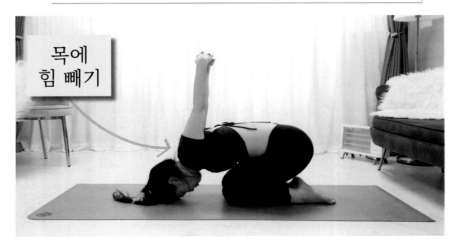

목에
힘 빼기

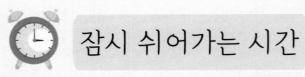

인지 능력 향상에 좋은 치매 예방 활동을 해보아요!

1. 빈칸 채워보기

속담에 알맞은 단어가 무엇인지 빈칸을 채워보아요!

(   )짚고 헤엄치기

물에 빠진 (   )

바늘 가는데 (   )간다.

물이 깊을수록 (   ) 없다.

(   )구멍으로 하늘 보기

2. 사물 맞춰보기
그림에 해당하는 곳에 어떤 것이 있을지 상상해보아요!

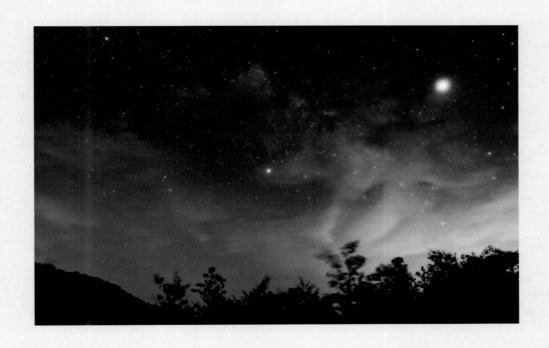

밤(저녁)에서 보기 힘든 것은 무엇인가요?

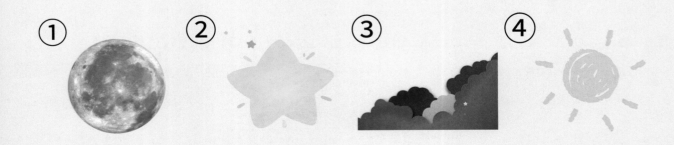

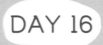

요실금에 좋은 동작

난이도 ★★★

"나의 의지와 상관없이 자주 화장실을 들리시나요?
요실금 자가 진단을 통해 나의 현재 상태를 확인하고
요가를 하며 편안한 일상을 되찾아보세요."

*요실금 증상 자가 진단 (해당하는 증상에 체크해보세요!)

☐ 크게 웃을 때 자신도 모르게 소변이 새어 나오는 경우

☐ 줄넘기 등의 운동을 할 때 소변이 나오는 경우

☐ 본인의 의지와 상관없이 소변이 흘러나와 옷을 적신 경우

☐ 자주 화장실을 가거나 힘을 줘야지만 소변이 나오는 경우

☐ 소변을 참기 힘들어 화장실을 가기 전에 소변이 흘러나온 경우

대화 주제

① 요실금 증상 중 본인에 해당하는 증상이 몇 가지인가요?

② 요실금 예방을 위해 가장 중요하다고 생각하는 것은 무엇인가요?

요가 동작

브릿지 자세

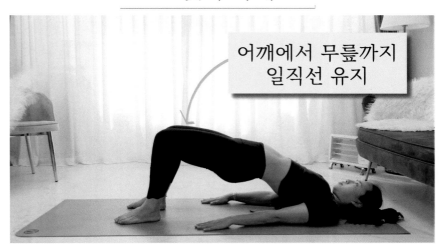

어깨에서 무릎까지
일직선 유지

활 자세

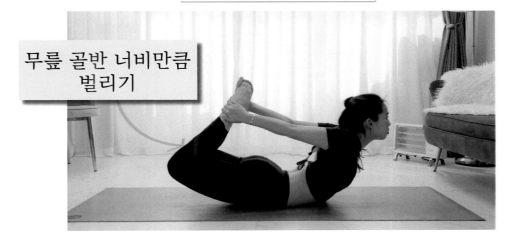

무릎 골반 너비만큼
벌리기

나비 자세

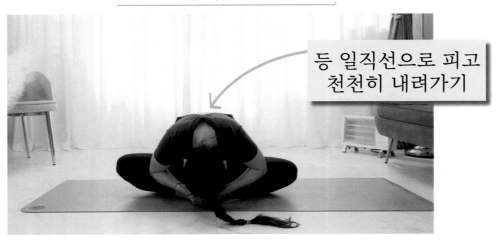

등 일직선으로 피고
천천히 내려가기

하체 이완 동작

난이도 ⭐⭐☆

"하체 동작은 기혈의 흐름을 원활하게 만들어주어
하체의 혈액 순환과 이완에 도움을 줍니다."

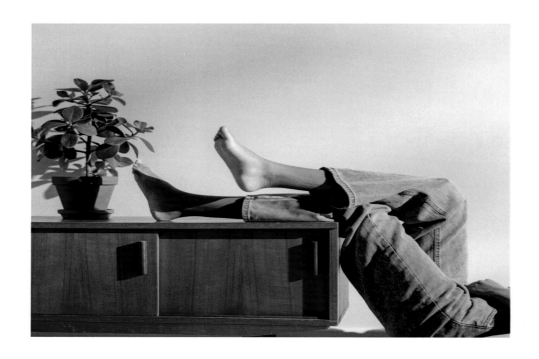

대화 주제

① 종아리가 뭉치거나 부었던 적은 언제인가요?

② 한 달에 종아리에 쥐가 나는 횟수는 몇 번인가요?

누워서 발목 당기기

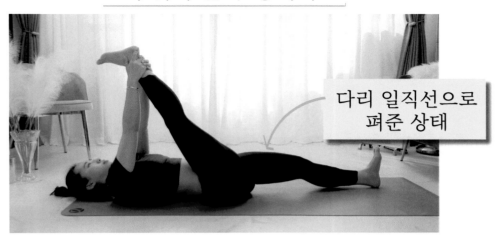

다리 일직선으로
펴준 상태

하프하누만

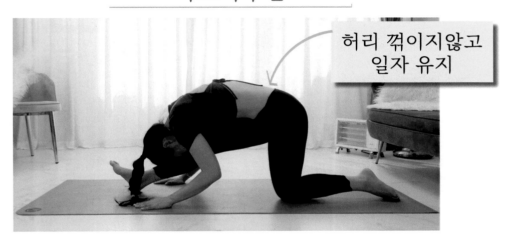

허리 꺾이지않고
일자 유지

양 손 골반 다리 들어 올리기

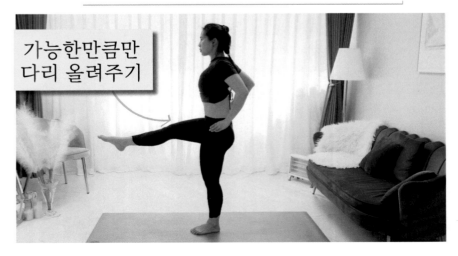

가능한만큼만
다리 올려주기

낙타 자세 : 우스트라아사나

난이도 ⭐⭐⭐

"어깨가 처지고 등이 움츠러드는 힘든 하루가 있죠,
낙타 형상처럼 몸을 뒤로 젖혀 굽었던 마음을 펴주세요."

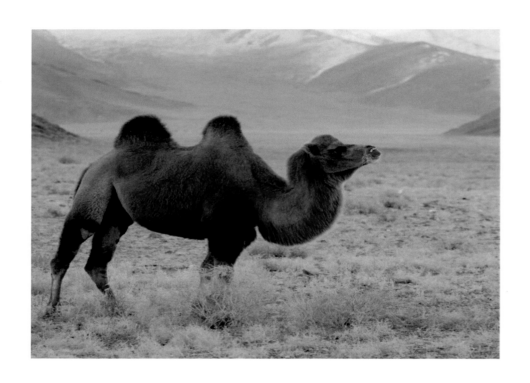

대화 주제

① 더운 사막에서 사는 강한 낙타처럼,
   힘든 일을 이겨내는 나만의 방법은 무엇인가요?

② 낙타 자세는 어디에 효과가 좋은 운동일까요?

낙타 자세 1단계

두 무릎 골반 아래
일직선 맞추기

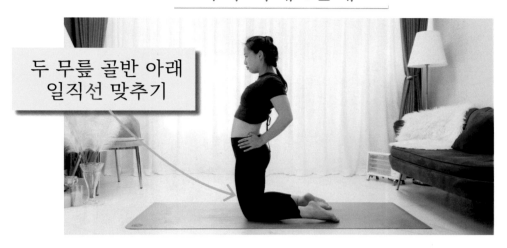

낙타 자세 2단계

천천히
고개 뒤로 젖히기

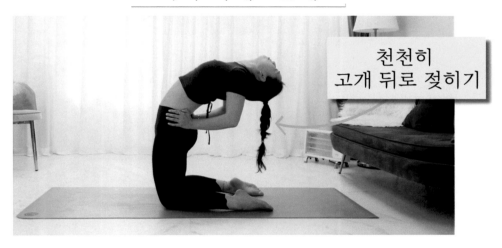

낙타 자세 3단계

손으로 뒤꿈치 잡고
힘들면 발목 잡기

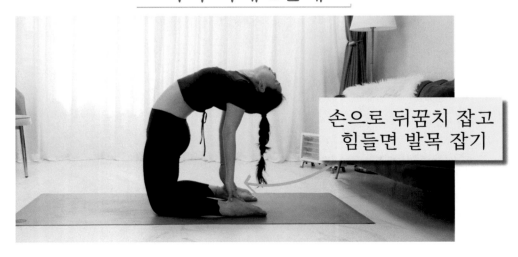

벽을 활용한 동작 2

난이도 ★★☆

"벽에 의지하여 다양한 동작을 시도해보세요.
벽을 믿고 움직인다면,
몸의 정렬을 부드럽게 맞출 수 있을 거예요."

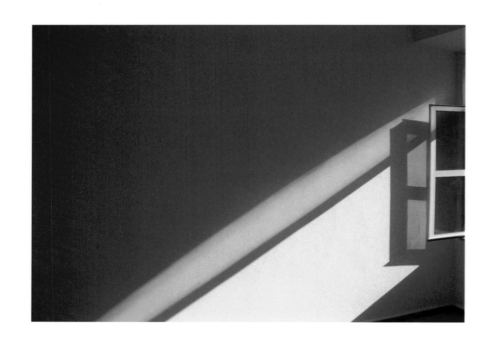

대화 주제

① 운동할 때, 쉽게 무리가 가는 부위는 어디인가요?

② 운동을 하면서 제일 달라진 점은 무엇인가요?

발 벽에 붙히고 앞으로 숙이기

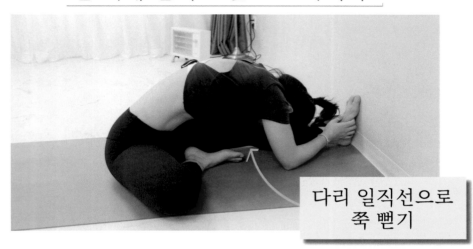

다리 일직선으로
쭉 뻗기

손 무릎 발등 벽에 붙히기

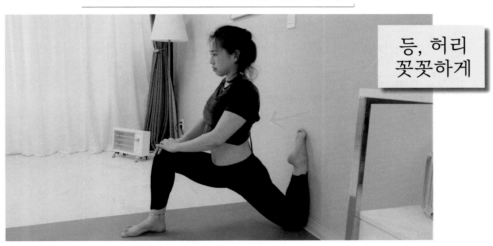

등, 허리
꼿꼿하게

손과 발등 벽에 붙히기

상체 위로
길게 늘리기

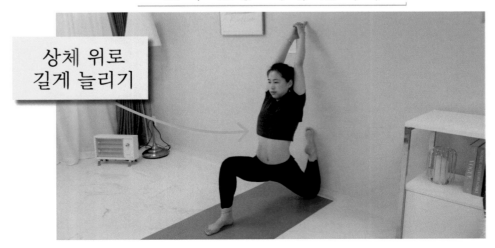

● 자신감을 키워주는 동작

난이도 ⭐⭐⭐

"몸에 근육을 단련하면 힘이 생겨 자연스럽게
마음의 근육도 생기게 됩니다.
코어 단련을 통해 자신감 있는 나를 만들어보세요."

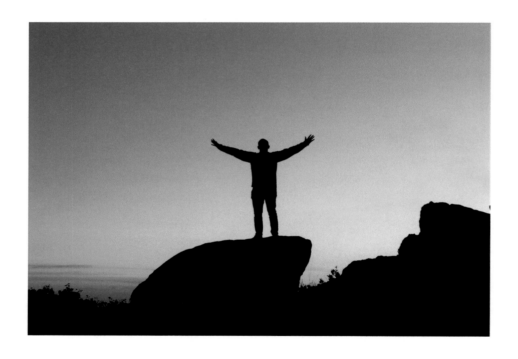

대화 주제

① 내가 가장 자신 있는 것은 무엇인가요?

② 자신감을 키우기 위해서 중요한 마음가짐은 무엇인가요?

요가 동작

상체 코어 자세

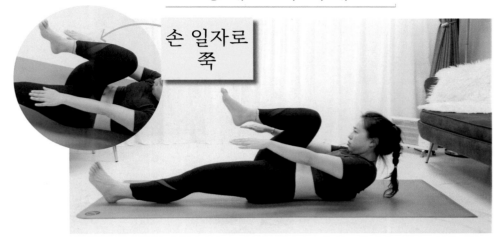

손 일자로
쭉

하체 코어 자세

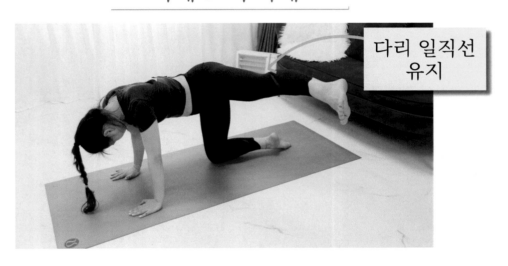

다리 일직선
유지

양팔 벌려 다리 트위스트

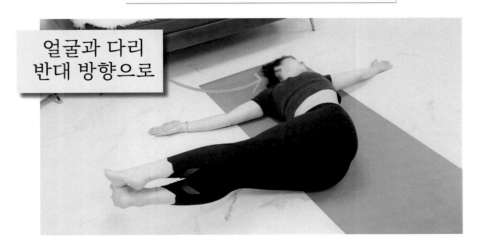

얼굴과 다리
반대 방향으로

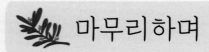 마무리하며

1. 나의 요가 일기

내가 가장 좋아했던 요가 동작을 적어보세요.

나중에 꼭 해보고 싶은 요가 동작을 적어보세요.

2. 나에게 편지 쓰기

요가는 나의 몸과 마음을 수련하는 일과도 같습니다.
요가를 통해 몸을 쓰듯 내 자신에게도 마음을 써보세요.

인지 활동 정답 ⊘

*자음으로 상상하기 p44

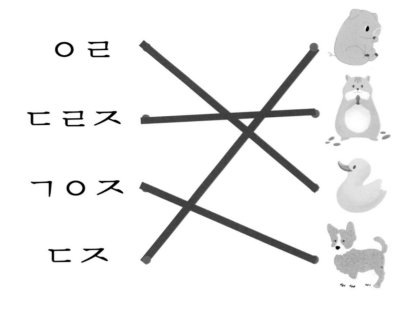

ㅇㄹ

ㄷㄹㅈ

ㄱㅇㅈ

ㄷㅈ

배구   농구

야구   달리기

*숫자 계산하기 p44

1. 5
2. 4
3. 7
4. 90

인지 활동 정답 ✓

*빈칸 채워보기 p44

1. 땅 짚고 헤엄치기
2. 물에 빠진 생쥐
3. 바늘 가는데 실간다.
4. 물이 깊을수록 소리가 없다.
5. 바늘 구멍으로 하늘 보기

*사물 맞춰보기 p44

해는 아침과 낮에만 볼 수 있다.

오래오래 시니어요가와 함께
건강에 대해 생각해보며 즐거운 시간 보내셨나요?

나의 몸과 마음에 대해
생각하고 대화하고 운동해보며
당신의 인생이 보다 활기찬 삶이 되었기를 바랍니다.

투더웰 주식회사의 '오래오래 시니어케어'는
앞으로도 다양한 커뮤니케이션 케어 시리즈를 통해
여러분께 다가가서 다채로운 삶을 함께 만들어나가고자 합니다.

매일 한 시간,
다양한 사람들과 새로운 공간에서
얼굴 마주하며 재밌는 대화를 나누고
소소한 일상을 공유하는 새로운 친구가 되기까지
오래오래 시니어케어가 노력해 나가겠습니다.

사회적 고립에서 벗어난 삶,
이제는 세상과 소통하며 살아볼까요?

www.tothewell.co.kr